AF459338

DES

RÉTRÉCISSEMENTS DE L'URÈTRE

EXAMEN CHIRURGICAL

DES DIFFÉRENTES MÉTHODES DE TRAITEMENT,

PAR

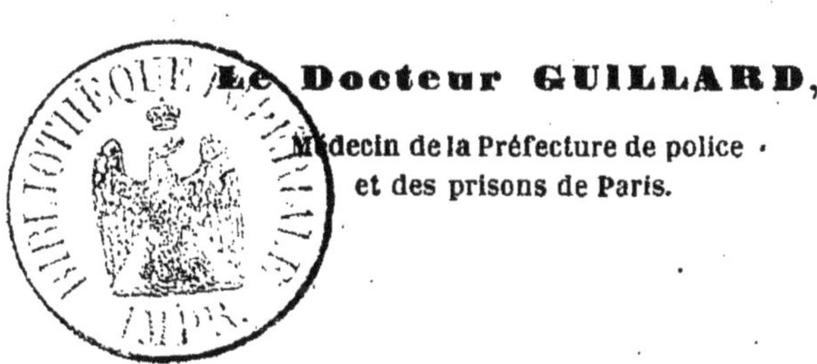

Le Docteur GUILLARD,

Médecin de la Préfecture de police
et des prisons de Paris.

PARIS,

IMPRIMÉ PAR HENRI ET CHARLES NOBLET,

56, RUE ST-DOMINIQUE.

1857

A Sa Majesté

DON PEDRO V,

ROI DE PORTUGAL ET DES ALGARVES.

SIRE,

Appelé par les circonstances à donner mes soins à des sujets de Votre Majesté atteints d'une maladie qui a laissé longtemps la science hésitante; encouragé par les nombreux succès que j'ai obtenus, et plus encore par la reconnaissance de ma clientèle portugaise, j'ai réuni dans un traité spécial les observations et les conseils dont une expérience de trente années a partout justifié les mérites.

Sire, en déposant aujourd'hui mon œuvre aux

pieds du trône de Votre Majesté, je rends hommage à la protection éclairée dont elle entoure tout ce qui est utile à la science et profitable à l'humanité.

Daignez l'agréer, Sire, en même temps que l'expression du profond respect avec lequel

Je suis, Sire,

de Votre Majesté,

le très-humble et très-obéissant serviteur.

GUILLARD.

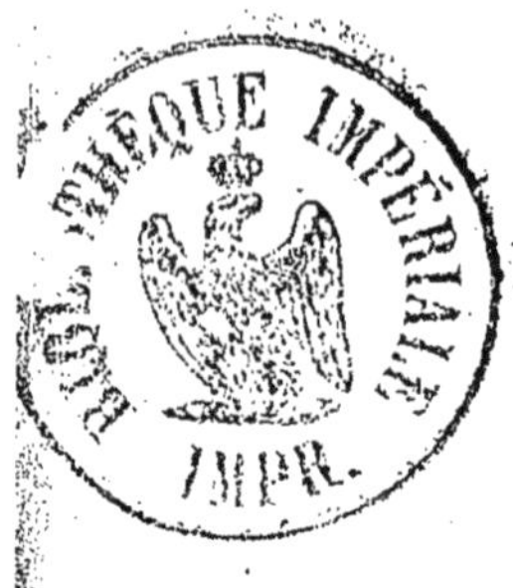

AVANT-PROPOS.

Attaché longtemps à des établissements où se présentaient à mes observations de chaque jour un grand nombre de malades atteints d'affections ayant leur siège dans les organes *génito-urinaires*, j'ai pu constater les résultats divers que la différence du traitement produit dans ces graves maladies.

Les rétrécissements du canal de l'urètre ont particulièrement attiré mon attention.

Ils ont été le sujet de mes observations les plus scrupuleuses, de mes travaux les plus suivis.

J'ai voulu, dans un double intérêt scientifique et humanitaire, arriver au traitement radical d'une maladie si commune et si douloureuse.

Mes efforts incessants, couronnés de succès, me font un devoir de publier aujourd'hui le résultat de mes études et de mes observations pratiques.

Je n'ai pas voulu donner à cet écrit les proportions d'un ouvrage scientifique ; j'aurais pu, en multipliant les citations, en énumérant ce que j'ai pu voir et pratiquer moi-même sur les malades confiés à mes soins, composer un volumineux traité sur la matière.

Ce que j'ai voulu, c'est constater les progrès immenses que l'on a faits depuis quelques années dans le traitement de cette triste infirmité, progrès auxquels je ne suis pas étranger ; c'est changer désormais en certitude ce qui n'était autrefois que tâtonnements ou hésitations ; c'est rendre le courage et donner l'espérance aux malheureux atteints d'une infirmité qui afflige depuis si longtemps l'humanité.

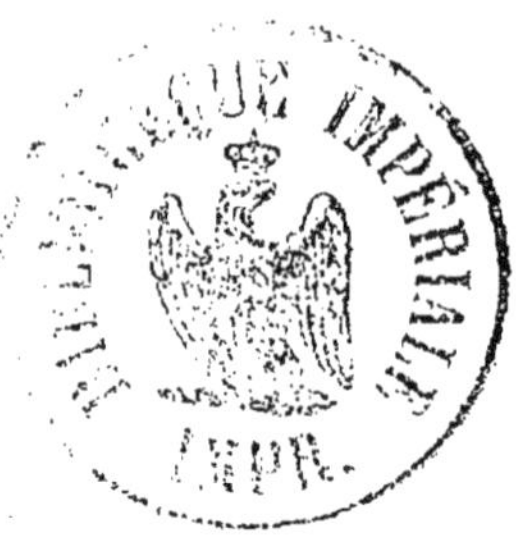

PREMIÈRE PARTIE.

INVASION, SYMPTOMES ET ACCIDENTS QUE DÉTERMINENT LES RÉTRÉCISSEMENTS ORGANIQUES DU CANAL DE L'URÈTRE.

Nous donnerons le nom de rétrécissement de l'urètre à la diminution du calibre de ce canal. Les rétrécissements du canal de l'urètre ne sont pas tous de la même nature. Ils peuvent être spasmodiques, inflammatoires, permanents ou organiques; ces derniers étant les plus fréquents, et leur guérison offrant souvent beaucoup de difficultés, ce sont sans contredit ceux dont l'étude offre le plus d'intérêt, et ceux aussi que nous étudierons avec le plus de soin.

Les rétrécissements organiques ou permanents se rencontrent rarement chez les adolescents ; ils sont très-communs chez les adultes et chez les vieillards. Ils peuvent affecter toutes les parties du canal de l'urètre ; cependant ils existent plus souvent dans le tiers postérieur de la portion spongieuse que dans les autres parties du canal. On en rencontre aussi assez fréquemment dans la portion membraneuse, au voisinage du bulbe et dans la fosse naviculaire. Je ne sache pas qu'on en ait trouvé dans la région prostatique ; plusieurs fois aussi nous avons vu l'orifice de l'urètre lui-même considérablement rétréci.

Les blennorrhagies aiguës, mais surtout les blennorrhagies chroniques, sont la cause ordinaire des rétrécissements permanents. Cependant quelques auteurs ont révoqué en doute leur influence sur la production des indurations, ou épaississements de la membrane qui tapisse l'urètre. Ils ont surtout allégué que le plus souvent on ne les observe pas dans la fosse naviculaire qui est le siége de la blennorrhagie ; mais d'abord on a mis en principe ce qui peut très-raisonnablement être mis en question. Rien, en effet, n'est moins démontré que ce siége exclusif assigné aux écoulements. On se fonde sur ce que les malades rapportent la douleur à la fosse naviculaire. Mais qui ne sait que dans l'inflammation du col de la vessie, dans le catarrhe vésical, le même phénomène s'observe presque constamment ? La fosse naviculaire est cependant étrangère à la maladie dans toutes ces circonstances. Enfin, nous allons plus loin, et nous disons que nous ne concevons pas la formation d'une induration ou d'une bride dans l'urètre sans inflammation préalable ; que le siège de ces maladies existe le plus souvent au-delà de quatre pouces et demi, et que par conséquent, dans la plupart des cas, l'inflammation de l'urètre est plus profondément située que ne le veulent ceux qui la placent dans la fosse naviculaire (1). Quoi qu'il en soit, on observe de grandes différences dans l'influence qu'exercent les blennorrhagies sur la production des rétrécissements. En général, ceux qui sont affectés de cette maladie ont eu plusieurs urétrites, ou in-

(1) Pour notre part, nous pensons que la membrane muqueuse de l'urètre partage, avec toutes celles du même ordre, la prérogative de s'épaissir par inflammations répétées, ou par la longue durée d'une inflammation chronique. L'état continuel d'irritation de cette membrane est accru et entretenu par le passage continuel des urines. Cet état y détermine, par conséquent, un afflux plus considérable d'humeurs, qui ne peut manquer d'accroître sa densité. Telle est la source des rétrécissements, cause la plus fréquente des rétentions d'urines, dont la proportion, par rapport à toutes les autres réunies, est à peu près la même que celle de neuf à un.

flammations du canal de l'urètre ; cependant nous avons vu des individus qui n'en ont eu qu'une seule, et chez lesquels un rétrécissement s'est établi au bout de quelque temps. Nous en avons rencontré aussi qui ont porté des écoulements pendant plusieurs mois, pendant plusieurs années même, et qui ont le canal parfaitement libre. On a observé, toutefois, que les blennorrhagies qui déterminaient presque constamment des rétrécissements étaient celles qui avaient été traitées par des injections astringentes.

La blennorrhagie n'est pas la cause exclusive des rétrécissements organiques ou permanents du canal de l'urètre; d'autres causes peuvent encore occasionner cette affection. Ainsi, nous avons vu le canal se rétrécir à la suite d'une inflammation produite par un coup ou une chute sur le périnée. Nous avons vu aussi des rétrécissements qui paraissaient déterminés par l'une irritation de nature dartreuse, qui s'était étendue des parties génitales à la membrane muqueuse urétrale.

Les rétrécissements organiques ne se forment jamais en peu de temps : leur développement est en général très-lent, et les malades les portent quelquefois pendant dix ans sans que l'excrétion de l'urine soit assez empêchée pour qu'ils réclament les secours de l'art. A quelques exceptions près, il faut trois ou quatre ans pour que l'étroitesse de l'urètre dans le point malade gêne très-notablement le cours de l'urine. Pendant longtemps les malades ne remarquent pas que leur jet d'urine diminue de volume, et qu'ils le lancent moins loin : s'ils sont voisins de la vieillesse, ils attribuent ce changement aux progrès de l'âge ; mais il arrive une époque où le jet d'urine devient délié, et où il faut de plus grands efforts pour en déterminer l'expulsion. Cette difficulté dans l'excrétion de l'urine est progressive; mais elle s'accroît souvent subitement sous l'influence d'un excès de table ou du coït; puis elle diminue par l'effet des bains, du repos et des boissons aqueuses.

Le jet d'urine, en même temps qu'il est délié, présente encore d'autres modifications; souvent il est bifurqué; quelquefois il sort en tire-bouchon. Il cesse alors d'être arqué; les malades ne peuvent plus le lancer au-devant d'eux qu'à peu de distance, et, lorsque le rétrécissement est devenu considérable, il tombe entre leurs jambes; ou bien, pendant qu'une partie de l'urine s'écoule sous forme d'un jet très-mince qui se porte en avant, le reste sort en formant une file de gouttes qui tombent perpendiculairement. La quantité d'urine qui s'écoule dans chaque émission est toujours fort peu considérable; elle n'excède souvent pas deux ou trois cuillerées, et il faut longtemps encore au malade pour se débarrasser de cette petite quantité de liquide. Il ne peut le faire qu'avec des efforts soutenus d'expulsion, et il en résulte un sentiment habituel de fatigue et de douleur dans la région lombaire.

La vessie des individus affectés de rétrécissement ne se vide jamais complètement, et, si la coarctation de l'urètre est considérable, elle est même habituellement distendue par l'urine. En cessant de pisser, les malades sentent fort bien que le besoin qu'ils éprouvaient n'est pas satisfait, il est seulement moins pressant pendant quelque temps, et ils continuent à éprouver ce sentiment de fatigue et ces tiraillements dans les aines, la verge et l'hypogastre qui accompagnent les fortes envies d'uriner; aussi peuvent-ils recommencer à le faire huit à dix minutes après avoir cessé, et ils ne peuvent guère passer une heure sans excréter une certaine quantité d'urine. On se rend parfaitement raison de cette circonstance. En effet, dans l'état ordinaire, lorsque les contractions de la vessie, aidées de celles des muscles abdominaux, ont surmonté la résistance de son col, il ne faut plus qu'une action modérée à cet organe pour faire passer un liquide dans un canal libre; mais, lorsque celui-ci est rétréci, il faut une contraction énergique et soutenue pour surmonter l'obstacle que la coarctation apporte à l'excrétion de l'urine. Bientôt la contractilité de la vessie est fatiguée, vaincue, et elle ne peut plus entrer en action, quoique elle soit encore sollicitée par la présence de l'urine. Aussi la membrane muqueuse vésicale est presque toujours malade chez les individus qui portent depuis longtemps des rétrécissements.

Et, en effet, il serait difficile qu'il en fût autrement; car l'urine, séjournant trop longtemps dans son réservoir, s'y altère, devient trouble et ammoniacale ; elle irrite par son contact la membrane muqueuse qui tapisse la vessie, et il en résulte souvent un catarrhe vésical. Cette maladie, le catarrhe de la vessie, est si bien liée dans ces cas au rétrécissement de l'urètre, qu'on la voit cesser spontanément par le seul bienfait du traitement de ce dernier. La difficulté de l'excrétion de l'urine, la nécessité de la répéter souvent, l'insomnie qui en résulte pendant la nuit, le sentiment de pesanteur dans les aines et l'hypogastre, la fatigue et la douleur de la région lombaire, etc., ne sont pas les seules incommodités que les rétrécissements du canal de l'urètre entraînent à leur suite. Lorsqu'ils ont fait des progrès, le malade est menacé chaque jour d'une rétention d'urine complète. En effet, sous l'influence du coït, d'un excès de table, d'un exercice violent, il peut survenir de l'inflammation dans l'urètre ; le gonflement de la membrane muqueuse qui en résulte suffit alors pour oblitérer complètement le canal dans le point rétréci. Dans ces cas, le besoin d'uriner est toujours très-pressant ; le malade, pour satisfaire ce besoin, fait de violents efforts d'expulsion, tous ses muscles sont injectés et tuméfiés; il prend des points d'appui avec ses mains sur les meubles qui sont à sa portée : il croit que l'obstacle va céder ; mais il succombe à la fatigue, et il ne sort de l'urètre qu'une goutte de mucosité quelquefois sanguinolente; les efforts pour uriner sont si violents, que les matières fécales sont souvent expulsées par l'anus.

Le malade éprouve alors un peu de relâche pendant quelques minutes ; mais bientôt un nouveau ténesme vésical, un nouveau besoin d'uriner des plus impérieux, le force à recommencer des efforts dont il sent l'inutilité, mais dont il ne peut pas modérer la violence. Ces efforts sont quelquefois d'une telle énergie, qu'on pourrait les comparer à ceux de l'accouchement.

Cependant le pouls devient fréquent, dur et plein, les veines sous-cutanées sont tuméfiées, les artères carotides et temporales battent avec force, le malade éprouve un sentiment de pesanteur et des tiraillements douloureux dans la verge et dans les aines; l'hypogastre est tendu et tuméfié, on sent la saillie de la vessie dilatée, et, lorsque la rétention dure depuis longtemps, le sommet de cet organe remonte quelquefois jusqu'à l'ombilic. La saignée générale, une application de sangsues au périnée, un bain, et, mieux que tout cela, le cathétérisme, réussissent le plus souvent à faire cesser ces accidents; mais quelquefois le malade est éloigné de tout secours, ou bien on a recours à des mains peu familiarisées avec le cathétérisme, et qui ne peuvent réussir à pratiquer cette opération : si l'on hésite alors à recourir à la ponction de la vessie, qui est le moyen de salut qui reste, il survient des accidents si formidables, que la vie du malade se trouve en danger imminent (1). La distension de la vessie par l'urine, l'altération que ce liquide subit, jointes aux contractions énergiques des muscles du bas-ventre, déterminent rapidement une vive

(1) C'est dans ces cas, où la vessie est distendue outre mesure, et où le rétrécissement est tel qu'une seule goutte d'urine ne peut le franchir, qu'il est dangereux de recourir à tel ou tel praticien. En effet, la plupart, surtout ceux qui jouissent du titre d'opérateurs, se serviront d'une sonde conique pour donner issue à l'urine, en franchissant l'obstacle. Et, dans presque tous les cas, cet instrument parviendra dans la vessie à travers une ou plusieurs fausses routes, accident très-grave, et dont il est impossible de s'apercevoir immédiatement, parce que la résistance qu'on éprouve avec cet instrument, en faisant une fausse route, n'est pas plus considérable que celle qu'on rencontre quand on est assez heureux pour ne pas l'écarter de la bonne. Les partisans de la sonde conique sont coupables envers l'humanité de soutenir qu'une fausse route, faite avec cet instrument, n'est pas un accident fâcheux; ils savent très-bien que toutes les fois qu'un corps étranger est enfoncé avec violence dans nos parties, il y produit une vive douleur, à laquelle succède une inflammation qui occasionne une fièvre violente, et qui nécessite qu'on retire l'instrument,

inflammation de cet organe : cette inflammation s'étend à la partie du canal située derrière le rétrécissement; cette portion du canal, distendue outre mesure pendant les efforts que le malade fait pour uriner, finit par se déchirer. L'urine s'infiltre alors à travers la crevasse dans le tissu cellulaire du périnée et du scrotum qu'elle

lequel laisse dans la vessie une ouverture que l'urine enfile d'autant plus facilement que le rétrécissement existe toujours dans le canal : ce liquide s'épanche dans le tissu cellulaire, donne naissance à un énorme dépôt, et occasionne la mort du malade. J'ai vu, dans le commencement de mes études, un chirurgien, placé à la tête d'un des grands hôpitaux militaires du royaume, pratiquer pour des cas semblables de rétention d'urine, la ponction de la vessie; je lui ai vu pratiquer cette opération sur cinq malades différents, et jamais elle n'a été suivie d'accidents. Je dois dire cependant que si ce chirurgien n'eût eu dans son hôpital un jeune médecin habile à détruire les obstacles du canal par une cautérisation faite avec talent, la ponction faite sur ces malades ne les eût pas garantis des accidents consécutifs et peut-être de la mort. C'est dans des cas semblables où nous avions vu épuiser les moyens ordinaires, et dans lesquels on était décidé à recourir à la ponction de la vessie, que nous avons retiré de grands avantages des injections forcées.

distend considérablement. L'inflammation est si considérable, qu'elle gagne dans certains cas les aines, la partie supérieure des cuisses, l'hypogastre, les régions iliaques; enfin, je l'ai vu s'étendre à la poitrine et jusqu'aux aisselles. Dans ces cas, si des incisions nombreuses ne livrent pas complètement issue à l'urine, ce liquide frappe de mort les parties avec lesquelles il est en contact. Souvent, au bout de quelque temps, des escarres gangréneuses se manifestent et acquièrent rapidement une étendue effrayante. Plus souvent la gangrène ne survient pas, et la peau enflammée et amincie s'ouvre comme dans un phlegmon. Cette ouverture est rarement unique, il s'en forme ordinairement deux ou trois, soit au périnée, soit au milieu du scrotum; j'en ai vu une s'établir en avant de la racine de la verge. Si la maladie affecte une bonne marche, les parties infiltrées se dégorgent, les ulcères fournissent bientôt un pus de bonne qualité; mais bientôt l'urine continue à sortir en partie par ces voies artificielles, et c'est là ce qui constitue les fistules urinaires.

Ces fistules urinaires affectent pour l'ordinaire la constitution générale des malades, au point de causer des accès de fièvre. J'ai vu plusieurs personnes chez lesquelles on n'a pu guérir des fièvres intermittentes qu'en détruisant le rétrécissement de leur canal, ou en obtenant la cicatrisation d'un ou plusieurs orifices fistuleux. On pense généralement en France qu'on ne peut guérir une fistule urinaire qu'en laissant dans le canal une sonde qui donne issue aux urines et les empêche par conséquent de passer par les trajets fistuleux; et, quoique Ducamp ait multiplié les observations pour prouver qu'au lieu de mettre des sondes à demeure, il fallait détruire l'obstacle, afin que les urines, trouvant devant elles un canal libre, le suivissent et n'eussent plus de tendance à passer par le trajet qui constitue la fistule, on n'en a pas tenu compte. Ducamp a mis aussi en précepte, dans le cas où la destruction complète du rétrécissement ne suffisait point pour empêcher les urines de passer par le trajet fistuleux, de ne point avoir recours aux sondes à demeure, mais d'évacuer les urines en introduisant une sonde de gomme élastique chaque fois que le malade aurait envie d'uriner, comme dans la paralysie de la vessie.

Les rétentions totales d'urine peuvent avoir une issue funeste. En effet, sous l'influence de l'inflammation de la vessie, des douleurs, des efforts, de la résorption de l'urine, il peut survenir dans les principales fonctions un trouble tel, que la mort en soit la conséquence. Celui qui n'a point vu un malheureux tourmenté par une rétention d'urine complète, ne peut se faire une juste idée de la violence des maux qu'il éprouve ; un malaise inexprimable l'agite ; il est en proie à une douleur déchirante dans toute l'étendue des voies urinaires. Elle est si intolérable, qu'il appelle la mort, cherche en vain une position qui le puisse soulager, courbe son corps en avant, se replie sur lui-même, fait de longs et inutiles efforts pour uriner, et, dans l'anxiété qu'il ressent, se roule, se tord de cent manières différentes : tout son corps exhale une odeur d'urine et d'ammoniaque.

L'une des terminaisons de la rétention d'urine, lorsque la résistance de l'obstacle ne cède pas, est la rupture de la vessie; dans ce cas, l'infiltration d'urine peut entraîner la perte du malade ; en effet, la mort peut arriver de deux manières : elle est causée, ou par une gangrène étendue, ou par l'inflammation que détermine l'épanchement d'urine dans l'abdomen.

La chirurgie possède aujourd'hui des moyens certains pour détruire presque toujours tous les rétrécissements ; aussi ces lésions ne constituent plus une maladie aussi fâcheuse qu'elles le faisaient naguère. Cependant, si les malades négligent d'invoquer les secours de l'art, ils traînent bientôt une existence pénible, et ils finissent par subir la série d'accidents que nous ne faisons qu'énumérer. Ces accidents sont la blennorrhée, la dyspermasie, l'engorgement des testicules, le catarrhe de la vessie, la paralysie de cet organe, l'incontinence d'urine, les abcès et les gangrènes qui leur succèdent, les fistules urinaires, la gravelle, les hernies, les hémorrhoïdes et l'œdème des membres. Les progrès des rétrécissements sont lents en général, mais ils sont certains, et on voit peu de malades, parmi ceux qui en portent depuis longtemps, qui ne soient affectés de catarrhe de la vessie.

Le diagnostic des rétrécissements organiques ou permanents est toujours facile ; l'introduction d'une sonde, ou mieux encore d'une bougie dans l'urètre, en fait bientôt reconnaître l'existence aux chirurgiens qui ont l'habitude du cathétérisme ; ceux qui ne pratiquent pas cette opération avec adresse, peuvent être induits en erreur s'ils n'évitent pas la saillie du bulbe : la sonde ou la bougie, en s'arcboutant contre ce dernier lieu, en impose sur la présence d'un obstacle qui n'existe pas réellement ; mais ils peuvent aisément reconnaître leur méprise en suivant la paroi antérieure de l'urètre, ou mieux encore en employant une bougie emplastique dont on recourbe légèrement l'extrémité, ou une sonde de gomme élastique construite de manière à conserver sa courbure sans mandrin. Pour prononcer que l'urètre est libre lorsqu'on a pénétré facilement dans la vessie, il faut avoir égard à l'instrument dont on s'est servi : si l'on a sondé avec une bougie conique d'un petit volume, et qu'il n'existe qu'un rétrécissement qui n'a pas encore beaucoup diminué le calibre de l'urètre, la pointe de l'instrument s'est engagée sans peine dans la partie rétrécie, et, la dilatant à la manière d'un coin, elle a frayé le passage au reste de la bougie. Cependant une main exercée reconnaît encore la difficulté que la bougie surmonte, quelque faible qu'elle soit. Mais, pour éviter toute méprise, il faut introduire une bougie mousse, ou une sonde du n° 8, ou mieux encore une sonde exploratrice. Il ne suffit pas de constater l'existence d'un rétrécissement, il faut savoir à quelle profondeur il est situé, si cet obstacle est circulaire ou s'il est unilatéral, à quelle longueur il s'étend ; enfin, il faut aussi déterminer s'il n'y a qu'un point du canal qui soit rétréci, ou s'il y en a plusieurs.

Toutes ces données, excepté la dernière,

peuvent être acquises avec la sonde exploratrice de Ducamp. Ce précieux instrument est préférable à tous les moyens que l'on avait imaginés pour explorer l'urètre. La cire à mouler, dont le pinceau de soie qui la termine est chargé, pénètre dans la cavité du rétrécissement, se modèle sur la saillie qu'il forme et en présente une empreinte en relief. Quelques précautions sont indispensables pour obtenir sûrement ce résultat. Le mélange emplastique que l'on emploie ne doit être ni trop dur ni trop mou : trop dur, il exige une pression trop forte qui est ordinairement très-douloureuse ; trop mou, il se déforme en sortant du canal, ou bien il abandonne la soie et reste dans le rétrécissement. Il faut surtout que l'habitude enseigne le temps pendant lequel la sonde exploratrice doit rester dans le canal et la pression qu'il faut exercer sur elle. Si on la laisse séjourner trop peu de temps, on ne rapporte pas d'empreinte ; dans le cas contraire, c'est-à-dire si on l'y laisse séjourner trop longtemps, la cire se ramollit trop, s'effile dans le rétrécissement, et la longue tige effilée que l'on ramène induit en erreur sur l'étendue de ce dernier, ou reste dans son intérieur jusqu'à ce qu'elle soit expulsée par le jet d'urine.

Quoique le canal soit rétréci réellement, il arrive quelquefois que la sonde exploratrice revient sans être déformée ; seulement la masse de cire est un peu aplatie, refoulée en forme de massue. Ce résultat peut tenir à plusieurs circonstances : ou bien à ce que la cire était trop dure, ou à ce qu'on n'a pas comprimé suffisamment la sonde contre l'obstacle ; ou bien, lorsque ce dernier est situé dans la partie membraneuse, à ce qu'on a été arrêté par la saillie du bulbe. On obvie à ce dernier inconvénient en introduisant un mandrin légèrement recourbé dans l'instrument, ou mieux en se servant d'une sonde qui conserve sa courbure sans mandrin. La forme en massue du porte-empreinte peut aussi être déterminée par l'oblitération complète du canal, causée par un rétrécissement spasmodique, ou par un rétrécissement organique irrité. Les circonstances commémoratives apprennent si l'on a affaire à un resserrement spasmodique ou à un rétrécissement permanent dont le tissu ayant été irrité par une cause quelconque, est actuellement le siège d'un gonflement inflammatoire.

Enfin, quelquefois on ne prend point d'empreinte avec une sonde exploratrice, parce que le rétrécissement, étant peu considérable, permet à l'instrument de le franchir; on est seulement averti de l'existence de la maladie par la sensation que l'on éprouve en passant sur le rétrécissement; il faut dans ce cas se servir d'une sonde plus volumineuse. Pour mesurer la distance à laquelle le rétrécissement est situé, Ducamp avait fait tracer les divisions du pied-de-roi sur la sonde exploratrice ; mais ce moyen n'aurait d'exactitude que si la verge avait une longueur invariable. Or, lors même qu'on évite de l'allonger sur l'instrument, il arrive fréquemment qu'elle se rétracte, et que, si l'on explore le canal à deux jours d'intervalle, on trouve une différence de plusieurs lignes dans les deux longueurs obtenues.

Cette circonstance rend impossible l'évaluation exacte de la profondeur à laquelle existe le rétrécissement. Il en est encore une autre qui peut induire en erreur. La sonde se recourbe quelquefois sur elle-même dans l'urètre, et le rétrécissement paraît plus profondément situé qu'il ne l'est réellement ; du reste, on peut heureusement se passer de cette donnée comme nous le verrons plus bas. On a aussi imaginé plusieurs moyens pour mesurer la longueur des rétrécissements : celui qui me paraît le plus exact et applicable au plus grand nombre de cas, est l'introduction d'une bougie emplastique assez molle pour recevoir facilement l'empreinte d'une pression, ou bien une bougie flexible de caoutchouc enduite de cire à mouler. En laissant l'une ou l'autre de ces bougies dans le canal pendant huit ou dix minutes, la pression que le rétrécissement exerce sur elle suffit pour y laisser une empreinte. Ainsi on peut juger de la longueur d'un rétrécissement par celle de la rainure que porte la bougie qui a séjourné dans le canal.

Il est difficile et le plus souvent impossible de déterminer *à priori* le nombre des rétrécissements qui existent chez le même individu. On ne peut y réussir qu'en faisant pénétrer une bougie jusqu'à la vessie ; on sent alors un léger soubresaut en passant sur chaque rétrécissement. Il arrive aussi que si, derrière un rétrécissement étroit, il en existe un autre à peu de distance qui le soit moins, on franchit le second sans le sentir : dans ce cas, ce n'est qu'après avoir détruit le premier que l'on reconnaît le second.

Les indurations ou épaississements de la membrane muqueuse qui tapisse l'urètre ne sont pas les seules causes qui donnent lieu à des rétrécissements permanents ; ils peuvent aussi être formés par des brides, c'est-à-dire par de fausses membranes exsudées par les surfaces enflammées. Autrefois, on reconnaissait encore pour cause des rétrécissements du canal, le développement de bourgeons charnus à la suite d'ulcérations de l'urètre, et auxquels on avait donné le nom de carnosités ; mais les recherches de l'anatomie pathologique ont démontré que cette opinion était erronée.

Avant de passer à la partie la plus essentielle

de mon sujet, c'est-à-dire au traitement des rétrécissements permanents du canal de l'urètre, je vais dire quelques mots des rétrécissements spasmodiques et inflammatoires.

Les rétrécissements spasmodiques sont déterminés par des contractions rapides, convulsives, des fibres musculaires ; par conséquent, ils ne surviennent que dans les régions de l'urètre où les parois de ce canal sont tapissées par des muscles. On ne les observe que dans la partie à laquelle correspond le muscle bulbo-caverneux, et dans la portion membraneuse, qu'il conviendrait mieux de nommer portion musculaire. Ces rétrécissements ont pour caractère de survenir instantanément, de durer pendant peu de temps, et de cesser brusquement. J'en ai vu un survenir chez un malade affecté de fièvre bilieuse : il resta toute la nuit sans pouvoir uriner ; lorsque je le vis le matin et qu'il m'eut averti de cette circonstance, je voulus le sonder; mais la sonde fut arrêtée à la profondeur de trois pouces environ, et il me fut impossible de la faire pénétrer plus profondément. Un porte-empreinte que j'introduisis fut arrêté au même point et revint aplati en massue, ce qui annonçait que la coarctation effaçait complètement le canal. Le malade fut mis au bain, et au bout d'une demi-heure il urina facilement. Les moyens à employer dans ce cas sont les boissons émulsives et mucilagineuses, les opiacés administrés par la voie de l'estomac et des intestins, les bains, et les antispasmodiques.

Les rétrécissements de nature inflammatoire sont déterminés par toutes les inflammations intenses du canal de l'urètre, quelle que soit leur cause. Ainsi, on les voit survenir dans les blennorrhagies très-aiguës, ou bien sous l'influence des cantharides administrées intérieurement ou extérieurement, quelquefois après l'abus des boissons alcooliques : j'en ai recueilli récemment un exemple ; enfin l'inflammation de l'urètre assez intense pour déterminer une rétention d'urine, peut aussi être le résultat des manœuvres faites par des mains inhabiles pour pratiquer le cathétérisme.

Les rétrécissements inflammatoires se distinguent facilement des resserrements spasmodiques de l'urètre. Ces derniers surviennent brusquement, et cessent de même, après avoir duré peu de temps ; mais un indice plus certain résulte de l'exploration de l'urètre. Lorsque ce canal est enflammé, l'introduction des bougies est extrêmement douloureuse, et la douleur devient très-aiguë lorsqu'on arrive au point qui est le siège principal de l'inflammation, et que l'on continue à presser sur l'instrument. Le cathétérisme est au contraire exempt de douleur, lorsqu'il existe un rétrécissement spasmodique. Dans ces cas de rétrécissements inflammatoires, les antiphlogistiques locaux et généraux doivent être employés avec activité, et, si l'emploi bien dirigé de ces moyens n'apportait pas une prompte amélioration dans l'état du malade, il faudrait recourir à la ponction de la vessie, ou aux injections forcées faites avec la bouteille de caoutchouc.

DEUXIÈME PARTIE.

TRAITEMENT PALLIATIF ET TRAITEMENT RADICAL DES RÉTRÉCISSEMENTS ORGANIQUES DE L'URÈTRE.

Il n'existait, il y a quelques années encore, que deux méthodes de traitement des rétrécissements de l'urètre, la *dilatation* et la *cautérisation*. On en a employé dans ces derniers temps une troisième, l'*incision*. Nous allons examiner la valeur de ces trois méthodes.

Dilatation. — La dilatation s'opère à l'aide des sondes ou des bougies que l'on introduit dans l'urètre, que l'on y laisse à demeure, ou seulement pendant quelque temps chaque jour, et dont on augmente progressivement le volume. Cette méthode, qui est fort ancienne, puisque son origine remonte jusqu'au sixième siècle, était exclusivement employée en France il y a peu d'années encore; mais le peu d'avantages qu'elle procure a engagé un grand nombre de praticiens à l'abandonner, pour faire usage de la cautérisation, qui n'avait point été admise jusqu'alors, parce qu'elle était appliquée par un procédé vicieux et qui n'était pas exempt de dangers.

Pour obtenir la guérison d'un rétrécissement, il faut, ou bien détruire le tissu induré, ou bien déterminer la résolution de l'induration. Or, quoi que quelques médecins en aient dit, les corps étrangers placés dans l'urètre ne peuvent remplir ni l'une ni l'autre de ces indications. Les bougies, quelle que soit leur composition, irritent le canal, et causent de vives douleurs. Cette irritation détermine bientôt une phlogose, une inflammation plus ou moins intense de la membrane muqueuse de l'urètre; et toute inflammation des membranes muqueuses est suivie d'une augmentation de la sécrétion dont elles sont le siège; de là naît cet écoulement abondant qu'elles déterminent. Les bougies dilatent l'urètre à la manière d'un coin, en écartant avec un certain degré de force les parois du rétrécissement. Celles-ci, se trouvant fortement appliquées contre la bougie, s'aplatissent; mais cet effet n'est pas durable, la portion rétrécie revient sur elle-même, dès que l'on retire le corps qui la comprimait, c'est-à-dire la bougie ou la sonde, et l'obstacle au cours de l'urine est bientôt reproduit. La dilatation n'est véritablement qu'un moyen palliatif, et, pour mettre cette assertion hors de doute, j'invoquerai ici un témoignage que l'on ne peut pas récuser, c'est celui de M. Boyer, partisan exclusif de cette méthode :

« L'urètre, comme les autres conduits ex-
« créteurs, conserve, lorsqu'une fois il a été
« rétréci, une tendance si grande à se rétrécir
« de nouveau, qu'on ne peut presque jamais
« regarder comme complète la guérison de ce
« rétrécissement. En effet, tous les jours l'ex-
« périence prouve que les personnes qui ont
« eu ce genre d'incommodité sont sujettes à y
« retomber, si elles n'ont pas la précaution de
« passer fréquemment une sonde ou une bou-
« gie pour conserver les bons effets qu'elles
« ont obtenus, et empêcher les coarctations de
« l'urètre.

« La récidive de cette maladie est sur-
« tout à craindre chez les hommes qui se li-
« vrent aux excès de la table, pour ceux qui
« sont obligés de voyager, et particulière-

« ment chez ceux qui s'adonnent aux plaisirs « de l'amour (1). »

Ce serait sans doute assez de toutes ces privations qui rendent l'existence fort triste pour faire renoncer à la dilatation ; mais ce ne sont pas les seuls inconvénients qui soient attachés à son emploi. Elle est en général très-pénible et très-douloureuse ; le plus grand nombre des malades ne supportent que très-difficilement les sondes et les bougies.

« On voit des malades, dit encore M. Boyer, « dont l'urètre est si sensible, qu'ils ne peu- « vent garder la bougie pendant quelques mi- « nutes sans éprouver beaucoup de douleur, « et à qui il faut plusieurs jours, et même des « semaines, avant qu'ils puissent les suppor- « ter un quart-d'heure, une demi-heure. » J'ajouterai ce que j'ai vu arriver chez beaucoup

(1) *Traité des Maladies chirurgicales.*

de malades. Chez ceux-là, la présence de la sonde ou de la bougie déterminait une forte fièvre; elle enflammait la membrane muqueuse du canal, et donnait souvent lieu à des engorgements des testicules, et plus souvent encore à des catarrhes de la vessie. Enfin, je dois le dire, dans le traitement le mieux dirigé par la dilatation, c'est-à-dire par les sondes ou les bougies, on a à craindre que la présence de ces instruments ne détermine des abcès dans le tissu cellulaire qui environne l'urètre, et ne donne lieu à des fistules urinaires. Si les sondes ne déterminent que quelques douleurs et une inflammation légère, leur emploi ne constitue pas moins un traitement fort pénible, puisque le plus souvent les malades sont obligés de garder le lit lorsqu'ils portent la sonde, ou du moins réduits à faire très-peu de mouvements. Il faut en outre, pour obtenir une guérison de très-courte durée par cette méthode, la continuer pendant un temps fort long ; car, dans les circonstances les plus favorables, c'est-à-dire lorsque les malades portent la sonde à demeure, ce n'est guère qu'au bout de trois ou quatre mois que la dilatation est suffisante ; souvent il en faut six et neuf, et même davantage, surtout lorsque les malades ne gardent les bougies ou les sondes que pendant quelques heures de la journée. Lorsque la dilatation est achevée, les malades sont obligés d'introduire encore une bougie dans leur canal, au moins une fois par semaine, sous peine de le voir de nouveau se rétrécir en fort peu de temps. Ainsi donc, la dilatation n'est que palliative ; elle est pénible et douloureuse ; elle est fort longue, et elle détermine souvent des accidents. Ajoutons que la routine la plus aveugle préside à l'emploi des bougies et des sondes dans le traitement des rétrécissements de l'urètre : on ne tient compte ni de la sensibilité du canal, ni de la situation et de l'étendue du point qu'on doit élargir, et, pour plus d'un praticien, comme l'a dit Ducamp, tout le traitement des coarctations de l'urètre consiste à mettre une cheville dans un trou.

Cautérisation. — La cautérisation, lorsqu'elle est appliquée avec habileté et circonspection, est exempte des grands et nombreux inconvénients que nous venons d'énumérer. Des centaines de faits attestent que cette méthode est prompte, applicable à tous les cas, et en général exempte de douleurs et de fièvre. Nous avons vu, il est vrai, des individus qui avaient été guéris par cette méthode, et dont le canal s'est de nouveau rétréci ; mais ce n'était pas dans le même point qui avait été le siège du premier rétrécissement.

Cependant, si la cautérisation avait été incomplète, la maladie pourrait récidiver; car j'ai observé qu'une cure partielle par les caustiques n'est guère plus durable que celle qui s'obtient par les dilatants. La supériorité de la cautérisation ne réside pas seulement dans une cure plus durable, cette méthode a en outre l'avantage d'être plus courte que la dilatation, moins assujettissante, et d'exposer à moins d'accidents. Je m'étonne toujours que les antagonistes de cette méthode aient écrit qu'elle était mauvaise et devait être abandonnée, par cela seulement que M. Boyer l'avait essayée une fois et qu'elle n'avait pas eu de succès entre ses mains. Je peux assurer que, sans une longue habitude de cette opération et une connaissance parfaite des instruments, on ne pourra jamais obtenir de succès par cette méthode; aussi ai-je vu échouer des chirurgiens fort habiles, parce qu'ils n'étaient pas assez familiarisés avec cette opération, et qu'ils connaissaient trop peu le mécanisme des instruments qu'ils avaient entre les mains. La découverte de la cautérisation dans le traitement des rétrécissements du canal de l'urètre remonte à une époque très-reculée. Les chirurgiens de Montpellier, du temps d'Ambroise Paré, employaient les consomptifs pour détruire les brides de l'intérieur de l'urètre. Ambroise Paré, chirurgien de Charles IX, attribuait assez judicieusement certaines rétentions d'urine à l'obstruction de l'urètre par des carnosités, et proposait de les consumer par des caustiques (1).

En 1609, Guillaume Loyseau se servit de l'appareil indiqué par Ambroise Paré, et guérit Henri IV, roi de France, d'un rétrécissement

(1) Mais les douleurs vives que ces remèdes, appliqués avec toute la simplicité des moyens connus alors, occasionnaient souvent dans le canal, en ont fait depuis longtemps proscrire l'usage.

de l'urètre qui provenait de gonorrhée, et qui lui causait des difficultés d'uriner.

Il existe encore deux procédés pour cautériser les rétrécissements de l'urètre : la cautérisation d'avant en arrière, qui n'a point trouvé de partisans en France, et qui en Angleterre, au contraire, jouit d'une grande faveur ; et la cautérisation de dedans en dehors. La première, c'est-à-dire la cautérisation d'avant en arrière, est due à J. Hunter ; elle est complètement abandonnée depuis que Ducamp a fait connaître les ingénieux instruments dont il est l'inventeur, instruments qui ont servi de modèles à tous ceux que l'on a imaginés depuis.

Dans le procédé de Hunter, on cautérise le point malade avec une bougie armée. On nomme ainsi une bougie emplastique à une des extrémités de laquelle on creuse un petit godet, dans lequel on place un fragment de nitrate d'argent qui s'y trouve comme enchatonné : on introduit ensuite la bougie dans l'urètre, et on la pousse jusqu'à ce qu'elle soit arrêtée par l'obstacle; puis on la laisse en contact avec lui pendant quelques minutes. Les inconvénients de ce procédé sont évidents : voilà pourquoi le traitement par la cautérisation avait été très-peu suivi en France jusqu'à ces dernières années. Peu de chirurgiens avaient recours à la cautérisation, à cause des dangers attachés à la bougie armée.

En effet :

1° Le fragment de nitrate d'argent peut abandonner la bougie et tomber dans l'urètre.

2° Les parois de ce canal ne sont point écartées lorsqu'il n'est pas traversé par un corps étranger; lors donc qu'on y introduit une bougie armée, le caustique passe sur toute la surface du canal avant d'arriver à l'obstacle.

3° On n'est jamais certain d'appliquer la

pointe de la bougie armée sur ce dernier suivant l'axe du canal. On conçoit qu'il est bien facile de se dévier latéralement, et alors on cautérise une partie saine du canal. Cette déviation est très à craindre, surtout si on agit dans la portion courbe de l'urètre.

4° Il est impossible par ce procédé de diriger la cautérisation sur un seul point de la circonférence du canal; si le rétrécissement est unilatéral, on ne peut pas limiter à sa surface l'action du caustique.

5° Si le rétrécissement a une grande étendue d'avant en arrière, il faut un temps très-long pour en opérer la destruction. Tels sont les principaux inconvénients du procédé de Hunter, qui suffisent pour faire sentir quelle terrible responsabilité pèse sur le chirurgien qui emploie la bougie armée.

La cautérisation de dedans en dehors est maintenant celle que l'on emploie d'une manière exclusive; elle se pratique avec le porte-caustique de Ducamp, ou avec la sonde à cautériser de Lallemand, de Montpellier.

Le porte-caustique ne peut être manié que avec de grandes difficultés dans la portion courbe du canal, ou, pour mieux dire, ne peut être employé : dans beaucoup de cas on ne réussit pas à faire pénétrer dans le rétrécissement la cuvette qui contient le nitrate d'argent; dans ce cas très-fréquent où l'on est obligé de faire des tentatives pour y réussir, l'humidité s'introduit dans la douille de l'instrument, le nitrate se liquéfie, et va agir sur les parties saines du canal. Le porte-caustique de Ducamp ne permet pas d'agir en même temps sur toute la surface de l'obstacle s'il a beaucoup de longueur ; enfin avec cet instrument, s'il existe plusieurs rétrécissements dans le canal, il faut que le premier soit détruit avant de pouvoir attaquer le second.

La sonde à cautériser n'a aucun de ces inconvénients, surtout lorsqu'elle est droite; car, si elle est courbe, il est impossible de lui imprimer un mouvement de rotation, et on ne peut pas agir sur toute la surface du rétrécissement sans changer de mandrin, ce qui retarde la guérison de la maladie. Le seul reproche qu'on lui fasse réellement est d'exposer à cautériser la partie saine du canal, parce que la gaîne qui contient la tige à l'extrémité de laquelle est placé le caustique, ne s'arrêtant pas sur le rétrécissement comme celle du porte-caustique, on ne peut pas être certain, à cause des changements qu'éprouve la longueur de la verge, de faire pénétrer précisément la sonde dans le point rétréci, sans l'exposer à rester en-deçà ou à l'outre-passer. Ce reproche m'ayant paru fondé, j'ai cru devoir examiner les faits, et j'ai vu en effet que souvent l'urètre avait été cautérisé au-delà ou en-deçà du rétrécissement. C'est alors que j'ai pensé que l'on pouvait apporter quelques modifications avantageuses à cet instrument, et que je me suis appliqué à trouver le moyen de pouvoir placer, par un mécanisme particulier, l'obstacle entre deux saillies que l'on obtiendrait à volonté sur la canule de la sonde, et à mettre ainsi la seule partie du canal qui soit rétrécie en contact avec le caustique. A force d'essais, j'ai obtenu l'instrument dont je me sers depuis longtemps, et qui remplit les indications qui manquent au porte-caustique et à la sonde à cautériser ordinaire. J'ai déjà traité par cette méthode un bien grand nombre de rétrécissements de l'urètre, et je puis dire avec vérité que je n'ai pas échoué une seule fois dans le traitement difficile de cette triste maladie.

Lorsqu'on a reconnu l'existence d'un rétrécissement, on doit, avant de le cautériser, en opérer la dilatation préalable. On n'en est dispensé que si la coarctation est assez peu étroite pour admettre les intruments de cautérisation. Lorsqu'on se sert de la soude à cautériser, il faut une bien plus grande dilatation que lorsqu'on emploie le porte-caustique de Ducamp; mais on en obtient une suffisante en très-peu de temps, en introduisant pendant quelques jours de suite, deux ou trois heures seulement, des bougies de cordes à boyau dont on augmente progressivement le volume. Ces bougies jouissent de la faculté d'absorber l'humidité du canal et d'augmenter de volume en très-peu de temps. Lorsqu'on a obtenu une dilatation assez considérable pour pouvoir pratiquer la cautérisation, il faut avoir soin de ne retirer la bougie qu'au moment d'introduire la sonde à cautériser; car ces dilatations rapides sont de peu de durée, et quelques heures seulement suffisent pour que les parois du rétrécissement soient déjà revenues sur elles-mêmes.

Ainsi que nous l'avons déjà dit plus haut, on ne peut, avec le porte-caustique de Ducamp, attaquer qu'un seul rétrécissement à la fois, tandis que, avec la sonde à cautériser ordinaire, on peut en détruire plusieurs simultanément. Quoique ce soit d'un avantage immense dans bien des cas pour abréger la durée du traitement, il y en a où il ne faut pas profiter de cet avantage. Par exemple, lorsqu'il existe plusieurs rétrécissements dans le canal, et que le premier est très-sensible, il y a de l'inconvénient à le franchir fréquemment; le contact des instruments l'irrite et détermine des resserrements spasmodiques qui forcent souvent à suspendre le traitement pendant quelque temps : dans ce cas, l'expérience m'a appris qu'il valait beaucoup mieux attendre que le premier rétrécissement fût complétement détruit pour attaquer celui ou ceux qui sont placés derrière lui. C'est à l'habitude à apprendre le temps pendant lequel il convient de laisser le nitrate d'argent en contact avec le rétrécissement : il doit varier suivant l'étendue et l'épaisseur du tissu induré, circonstances que la sonde exploratrice fait connaître. Cependant, en général, deux minutes suffisent ordinairement pour produire l'effet désiré : si on laisse le caustique moins de temps, il n'agit pas suffisamment, et l'on est obligé d'en répéter trop fréquemment l'application.

Quel que soit l'instrument dont on fasse usage, le nombre des cautérisations varie suivant les mêmes circonstances que je viens d'indiquer, c'est-à-dire suivant l'épaisseur de l'obstacle, et surtout suivant l'exactitude plus ou moins grande avec laquelle elles sont pratiquées. Lorsqu'elles sont bien faites, il est rare qu'il en faille plus de trois pour chaque rétrécissement ; du reste, il faut les répéter jusqu'à ce qu'un porte-empreinte du nº 8 ou 9 ne soit plus déformé. Il est indispensable de laisser quelques jours d'intervalle, trois au moins sont nécessaires entre chaque cautérisation, pour éviter de déterminer trop d'inflammation, et pour laisser à la séparation de l'escarre le temps de s'opérer.

Pendant toute la durée du traitement, les malades doivent s'abstenir de café, de toute boisson alcoolique, et plus encore des plaisirs de l'amour ; ils doivent prendre une boisson délayante entre leurs repas, surtout les jours de cautérisation, afin de rendre l'urine moins irritante.

Tous les médecins qui ont été à même de voir un grand nombre de rétrécissements et de les traiter par la cautérisation, pensent avec raison qu'il faut, après leur destruction à l'aide des caustiques, dilater la cicatrice qui en résulte, afin que le canal recouvre une largeur égale à celle qu'il avait dans l'état naturel, c'est-à-dire de quatre lignes de diamètre. Or, si l'on n'avait pas soin de faire succéder la dilatation à la cautérisation, on serait exposé à voir les surfaces cautérisées donner lieu à la formation d'une bride. L'expérience m'a démontré que si l'introduction journellement répétée d'une bougie n'en empêchait la formation, de fausses membranes s'organisaient dans le point cautérisé, et obstruaient de nouveau l'urètre. Je ne puis m'empêcher de répéter ici que la routine la plus aveugle préside journellement à l'emploi des bougies dans la dilatation qui succède à la cautérisation des rétrécissements de l'urètre. Tous les médecins savent que l'ouverture extérieure du gland, qu'on nomme aussi le méat urinaire, est le point le plus étroit, et en même temps le plus sensible du canal. Cependant les bougies qu'ils emploient sont *coniques*. Il résulte de là que la partie la plus étroite du canal, et celle en même temps qui n'a pas besoin d'être élargie, se trouve en rapport avec la partie la plus grosse de la bougie, tandis que le point où existait le rétrécissement, celui qui a besoin d'être élargi, se trouve en rapport avec une partie de la bougie beaucoup moins volumineuse. Or, si nous mesurons ces bougies à la filière, comme l'a fait et comme l'a dit Ducamp, nous voyons qu'avec les plus grosses le méat urinaire se trouve en rapport avec une bougie n° 12, tandis que l'obstacle, dont le siège le plus ordinaire est à quatre pouces et demi, cinq pouces de là, n'est distendu que par une bougie n° 8, dilatation qui n'est pas suffisante pour obtenir la cure radicale. On doit donc, pour obtenir, dans le point qui était rétréci, une largeur égale à celle du reste du canal, se servir de bougies à ventre. Les bougies de cire, mais à ventre, sont les moyens les plus convenables pour opérer la dilatation de la cicatrice qui résulte de la cautérisation d'un rétrécissement. On ne doit commencer à les employer que quelques jours après la dernière cautérisation, lorsque l'irritation qu'elle a déterminée est éteinte. Il faut commencer la dilatation par des bougies à ventre du n° 6 à 7, et l'on s'élève progressivement jusqu'au n° 13 à 14, et même au-delà. Il faut introduire chaque jour une bougie du même numéro que celle que l'on a employée la veille, la laisser séjourner quelques minutes dans le canal, et lui en substituer immédiatement une nouvelle du numéro suivant. Il ne faut laisser cette dernière bougie dans le canal que pendant quinze à vingt minutes ; car j'ai observé que si on la laissait séjourner dans l'urètre plus longtemps, pendant une ou deux heures par exemple, loin d'accélérer la dilatation, et par conséquent le traitement, on produisait une irritation qui le retardait beaucoup.

Incision ou urétrotomie. — Il y a enfin une troisième méthode de traitement des rétrécissements du canal de l'urètre, dont il nous reste à parler avec détail ; c'est la méthode par incision, autrement dite l'urétrotomie.

L'idée de cette méthode est ancienne, car Sommering dit dans ses ouvrages que le chirurgien Doner avait proposé de traverser les rétrécissements avec une lancette renfermée dans une sonde, et que longtemps il chercha à faire l'application de ce moyen sans pouvoir y réussir. Dans ces dernières années, cette méthode a été reproduite, et un grand nombre d'instruments ont été inventés pour inciser les rétrécissements. On a beaucoup parlé de celui de M. Reybard, fort peu de celui de M. Civiale, que nous lui préférons et que nous employons exclusivement, parce qu'il suffit à tous les rétrécissements, et met à l'abri des hémorrhagies graves qui surviennent souvent avec celui de M. Reybard employé par lui-même.

L'urétrotomie proprement dite consiste à faire une ouverture à l'urètre au moyen d'un instrument tranchant. Cette opération peut être faite de dehors en dedans : c'est la boutonnière ; ou de dedans en dehors : c'est l'incision. La première opération est ancienne, et consiste dans une manœuvre assez difficile sur laquelle nous ne voulons pas nous étendre, parce que nous la trouvons mauvaise et entourée d'écueils que l'art ne permet pas toujours d'éviter, et que nous ne conseillons de la pratiquer que lorsqu'on ne peut mettre en usage les autres moyens que le chirurgien a à sa disposition.

La méthode par incision de dedans en dehors est une opération fréquemment employée aujourd'hui ; c'est une bonne opération, qui convient surtout, et doit être appliquée de préférence dans les cas de rétrécissements devenus calleux, c'est-à-dire ayant produit une induration des parois du canal. Les avantages de l'incision sont surtout très-marqués lorsque les rétrécissements sont situés dans la portion pénienne du canal ; au-delà, cette méthode expose à des infiltrations urineuses et aux dangers qui en sont la conséquence.

L'opération par incision consiste à couper avec un instrument tranchant, non-seulement les tissus morbides du rétrécissement, mais encore les tissus sous-jacents, et doit s'étendre quelquefois jusqu'à la peau. L'incision tend à obtenir un grand écartement des tissus, et à faire cicatriser les lèvres de la plaie de manière à rétablir le canal dans ses dimensions normales, mais encore à avoir une cicatrice souple qui, n'étant pas rétractile, assure la guérison du rétrécissement. A la suite de cette opération, les sondes que l'on emploie ne sont plus destinées à comprimer les parois du canal pour en augmenter la capacité, elles servent seulement à empêcher l'agglutination immédiate des lèvres de la plaie; il suffit donc d'introduire dans la canal de l'urètre, après l'incision, une grosse sonde qu'il est inutile de laisser longtemps en place, et qu'il suffit seulement d'introduire une fois chaque jour et de retirer presque aussitôt.

Il est fâcheux que l'idée d'introduire dans l'urètre un instrument tranchant ait, pour les malades, quelque chose d'effrayant qui les détourne de recourir de prime-abord à l'incision, car cette méthode est peu douloureuse dans son mode d'application ; d'un autre côté, elle a, sur les sondes et les bougies, l'avantage de guérir plus promptement et de pouvoir procurer une cure radicale: trois semaines suffisent, en général, pour obtenir, par cette méthode, la guérison de la maladie qui nous occupe.

L'incision doit être la méthode générale

quand il s'agit du rétrécissement du méat urinaire et des rétrécissements devenus calleux, situés dans la partie droite du canal; lorsque la maladie a son siège au-delà de la courbure, je donne la préférence à la cautérisation combinée avec la dilatation.

Il ne faut donc pas être exclusif dans le choix du genre de traitement, et, en agissant ainsi, nous pouvons presqu'affirmer qu'aucun rétrécissement ne résistera aux moyens que l'art possède aujourd'hui, et nous avons voulu rendre le bonheur de l'espérance à ceux qui sont atteints de cette cruelle maladie.

TABLE.

www.ingramcontent.com/pod-product-compliance
Ingram Content Group UK Ltd.
Pitfield, Milton Keynes, MK11 3LW, UK
UKHW020417230726
13925UKWH00004B/1494

9 782019 268152